DIETA DE TESTOSTERONA

Guía para principiantes y plan de acción: 30 alimentos

naturales que aumentan su energía, pierden peso y

libido (Libro en español / Testosterone Diet Spanish

Book)

Por Freddie Masterson

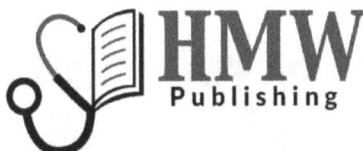

Para más libros visite:

HMWPublishing.com

Consigua otro libro gratis

Quiero agradecerle por comprar este libro y ofrecerle otro libro (largo y valioso como este libro), "Errores de salud y de fitness que no sabe que está cometiendo", completamente gratis.

Visite el siguiente enlace para registrarse y recibirlo: www.hmwpublishing.com/gift

En este libro, voy a desglosar los errores más comunes de salud y de fitness, que probablemente esté cometiendo en este momento, y le revelaré cómo puede llegar fácilmente a la mejor forma de su vida.

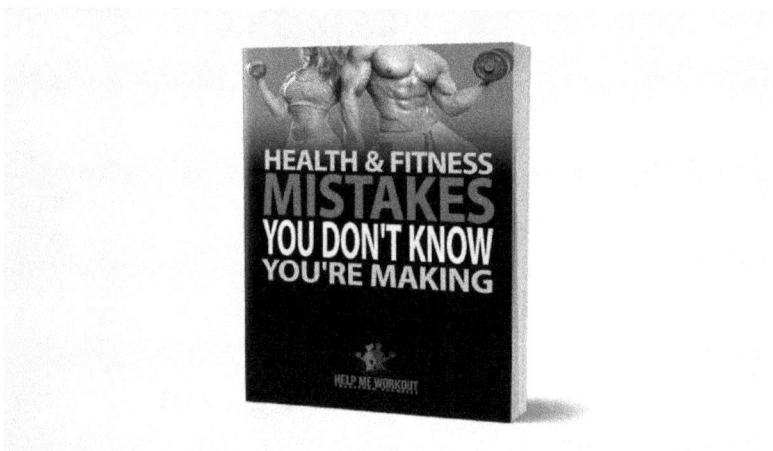

Además de este valioso regalo, también tendrá la oportunidad de obtener nuestros nuevos libros de forma gratuita, participar en sorteos y recibir otros correos electrónicos de mi parte. De nuevo, visite el enlace para registrarse: www.hmwpublishing.com/gift

Tabla de contenido

Capítulo 5 - Cómo aumentar sus niveles de testosterona de forma natural 88

DESCRIPCIÓN DEL LIBRO

Finalmente, aprenda sobre pasos y estrategias comprobados para aumentar su testosterona baja. Si no lo sabía, tener bajos niveles de testosterona disminuye la formación de músculo, conduce a la reducción de la libido y a la sensación de pereza. Sin embargo, hay formas naturales de tratar este problema y aumentar su testosterona de forma natural.

Este libro le explicará lo que esta hormona hace y qué sucede cuando se encuentra en bajas proporciones en su cuerpo. También le explicará cómo funciona esta hormona en su cuerpo y de qué manera se reduce. Este libro también le hará descubrir cómo puede vencer su miedo y lograr un mayor deseo sexual. Si su vida sexual está alterada o está aumentando de peso sin ninguna razón, ¡este libro será extremadamente valioso para usted!

Introducción

Cuando escucha la palabra testosterona, la primera imagen que le puede venir a la mente son hombres masculinos o culturistas haciendo ejercicio. También puede pensar en agresión o fuerza. Incluso puede estar pensando en Arnold Schwarzenegger.

Los expertos en salud consideran esta hormona masculina muy importante. De hecho, es la última hormona masculina. Por otro lado, aunque la cantidad es considerablemente menor, las mujeres también producen testosterona. Aunque ambos sexos la producen, los niveles de esta hormona causan efectos más sustanciales en el cuerpo y la salud del hombre que en la mujer.

La testosterona es la base de la existencia masculina, le guste o no. Por lo tanto, conocer su importancia y función, así como prestarle la debida atención es vital para su masculinidad.

Antes de comenzar, le recomiendo que se una a nuestro boletín informativo por correo electrónico para recibir actualizaciones sobre cualquier próxima publicación o promoción de un nuevo libro. Puede registrarse de forma gratuita y, como bonus, recibirá un regalo gratis. ¡Nuestro libro *"Errores De Salud Y Fitness Que No Sabe Que Está Cometiendo"*! Este libro ha sido escrito para desmitificar, exponer lo que se debe y no se debe hacer y, finalmente, equiparle con la información que necesita para estar en la mejor forma de su vida. Debido a la cantidad de información errónea y mentiras contadas por las revistas y los autoproclamados "gurús", cada vez es más difícil obtener información confiable para ponerse en forma. A diferencia de tener que pasar por docenas de fuentes parciales y poco fiables para obtener su información de salud y estado físico, todo lo que necesita para ayudarle se ha desglosado en este libro para que pueda obtener resultados inmediatos para alcanzar sus objetivos de actividad física deseados en el menor tiempo posible.

Una vez más, para unirse a nuestro boletín gratuito por correo electrónico y recibir una copia gratuita de este libro, visite el enlace y regístrese ahora: www.hmwpublishing.com/gift

¿QUÉ ES LA TESTOSTERONA?

La testosterona es la principal hormona sexual masculina en los hombres y pertenece a una clase llamada andrógenos, que usted puede conocer mejor como hormonas esteroides, naturales o sintéticas. Los andrógenos son responsables de regular el desarrollo del mantenimiento de las características masculinas.

Entre las muchas hormonas andrógenas, la testosterona es la principal hormona androgénica en los hombres, que es vital para el desarrollo reproductivo y sexual. De hecho, es responsable de ayudar al cuerpo a madurar y prepararse para la reproducción sexual.

CÓMO EL CUERPO CREA ESTA HORMONA

El sistema endocrino regula los niveles de testosterona en el cuerpo. La producción de testosterona comienza en la corteza cerebral, la parte altamente desarrollada que a menudo se conoce como la materia gris y que abarca aproximadamente 2/3 de la masa cerebral total.

La corteza cerebral señala dos partes del cerebro para la producción de testosterona: el hipotálamo y la glándula pituitaria. El hipotálamo dirige a la glándula pituitaria la cantidad de testosterona que produce y la segunda lleva las instrucciones a los testículos, y la comunicación se produce a través de las hormonas y los productos químicos en el torrente sanguíneo.

Específicamente, el hipotálamo segrega hormonas liberadoras de gonadotropina (GnRH), hormonas que estimulan la liberación de testosterona tanto en hombres como en mujeres. La glándula pituitaria secreta la hormona luteinizante (LH) y la hormona folículoestimulante (FSH), que viaja a través del torrente sanguíneo a la testosterona produciendo partes del cuerpo para estimular la producción y liberación de testosterona. Este proceso es más activo por la mañana y comienza a disminuir una vez que hay suficiente suministro de testosterona en el torrente sanguíneo, volviéndose menos activo durante la noche.

¿Cuál es el papel de la testosterona en los hombres?

En los hombres, los testículos son los principales productores de esta hormona. Una vez que la hormona luteinizante está en el torrente sanguíneo, las células de Leydig de los testículos convierten el colesterol en testosterona.

Las glándulas suprarrenales en la parte superior de los riñones también producen testosterona, pero solo en pequeñas cantidades. Específicamente, la corteza externa o la capa externa de las glándulas suprarrenales producen andrógenos o una familia de esteroides masculinos, incluida la testosterona. Por otro lado, la médula o los núcleos internos de las glándulas suprarrenales producen hormonas del estrés, como el cortisol y la epinefrina.

En los hombres, la testosterona es responsable de

muchas de las características físicas que son específicas de los hombres adultos. Es el andrógeno involucrado en el desarrollo de los órganos sexuales antes del nacimiento.

Específicamente, esta hormona es responsable de que los niños embrionarios desarrollen órganos sexuales masculinos. Después del nacimiento, es responsable de convertir a un niño en hombre durante la pubertad, lo que hace que los órganos sexuales se agranden y se vuelvan funcionales, además de ser responsable de los siguientes cambios:

- Construcción y mantenimiento de la masa muscular y la fuerza
- Producción de esperma
- Crecimiento del pelo facial y corporal
- Disminución de la voz

- Impulso sexual

- Aumento del pene, los testículos y la glándula prostática

- Crecimiento de la manzana de Adán

- Profundización de la voz

- Ensanchamiento de los hombros y la caja torácica

- Desarrollo de mentón y mandíbula: la cara contorneada

- Aumento de altura

- Cambios en el comportamiento agresivo y sexual

- Distribución de grasa

- Producción de glóbulos rojos

¿Cuál es el papel de la testosterona en las mujeres?

En las mujeres, los ovarios producen la mayor parte de la testosterona. En los cuerpos femeninos, la hormona estimulante del folículo del hipotálamo estimula la secreción de las hormonas luteinizante y estimulante del folículo, que inicia la producción de testosterona en cantidades muy limitadas, principalmente para la reproducción. Aunque las mujeres producen cantidades significativamente menores de esta hormona, sorprendentemente, también juega un papel vital para ellas, particularmente en la promoción de la salud de los siguientes aspectos:

- Fuerza muscular

- Densidad osea

- El deseo sexual

- Ampliación del clítoris

Sin embargo, cuando las mujeres tienen demasiada testosterona en el cuerpo, causan la calvicie de patrón masculino, junto con el ciclo menstrual irregular, el crecimiento excesivo de pelo y el desarrollo de las características del cuerpo masculino.

EL NIVEL DE TESTOSTERONA EN EL CUERPO NO ES CONSTANTE

Después de la pubertad, cuando el cuerpo está lo suficientemente maduro para la reproducción, el sistema endocrino produce continuamente testosterona y los niveles de testosterona siempre cambian.

Los niveles de testosterona están en su punto más alto en la mañana y más bajos en la noche. A menudo, varios factores y condiciones que afectan la secreción de hormonas hacen que el sistema endocrino produzca bajos niveles de testosterona en el cuerpo. Poco frecuente, el sistema endocrino instruye al cuerpo a crear demasiada testosterona.

Como se mencionó anteriormente, el sistema endocrino controla la producción de testosterona en la dirección de la corteza cerebral, y este proceso está activo por la mañana. A medida que aumenta el nivel de la hormona en la sangre, el cuerpo envía un mensaje al cerebro, específicamente al hipotálamo, para suprimir la secreción de hormonas liberadoras de gonadotropinas. Este proceso, a su vez, estimula a la glándula pituitaria a suprimir la producción de la hormona luteinizante, que generalmente disminuye la cantidad de testosterona por la noche. Sin embargo, varios factores pueden afectar la producción y la supresión de la testosterona.

Cuando el cuerpo no puede estimular y producir, así como regular y normalizar los niveles de testosterona, puede crear diversos problemas de salud. Por lo tanto, es vital determinar si sus niveles de testosterona están dentro del rango normal. Una simple prueba de sangre determinará si tiene una producción anormal de hormonas masculinas. Una vez que haya identificado el estado de los niveles de testosterona en su cuerpo, puede decidir sobre el tratamiento apropiado y adecuado para mejorar su problema hormonal de manera eficiente.

Ahora que conoce el papel de la testosterona en los diversos cambios significativos, así como en los desarrollos que el cuerpo experimenta antes y durante la pubertad en hombres y mujeres, también aprenderá más sobre la importancia de esta hormona. Abordaremos cómo la edad y diversas condiciones afectan los niveles de testosterona y otros factores, así como los hábitos personales que reducen la cantidad de secreción de testosterona. Además, discutiremos qué puede hacer para aumentar la producción de testosterona de forma natural. Si sospecha que su cuerpo está produciendo muy poca o demasiada testosterona, acuda al médico y hágase revisar. Una vez que haya determinado oficialmente el estado de su nivel de testosterona, puede comenzar a estimular y aumentar o regular y normalizar sus hormonas.

Datos clave:

* La testosterona pertenece a una familia de hormonas sexuales masculinas llamadas andrógenos segregados y regulados por el sistema endocrino, principalmente por el hipotálamo y la glándula pituitaria según lo ordenado por la corteza cerebral del cerebro.

* El hipotálamo segrega la hormona liberadora de gonadotropinas (GnRH), hormonas que estimulan la liberación de testosterona tanto en hombres como en mujeres. La glándula pituitaria secreta la hormona luteinizante (LH) y la hormona folículoestimulante (FSH), que viaja a través del

torrente sanguíneo a la testosterona produciendo partes del cuerpo para estimular la producción y liberación de testosterona.

- Una vez que la hormona luteinizante está en el torrente sanguíneo, las células de Leydig de los testículos convierten el colesterol en testosterona.

- La testosterona es la última hormona masculina. Es responsable de muchas de las características físicas que son específicas de los hombres adultos.

- La secreción de testosterona es más activa por la mañana, y comienza a disminuir una vez que hay suficiente suministro de testosterona en el torrente sanguíneo, volviéndose menos activo durante la noche.

- Las glándulas suprarrenales en la parte superior de los riñones también producen testosterona, pero solo en pequeñas cantidades. Específicamente, la corteza externa o la capa externa de las glándulas suprarrenales producen andrógenos o una familia de esteroides masculinos, incluida la testosterona. Por otro lado, la médula o los núcleos internos de las glándulas suprarrenales producen hormonas del estrés, como el cortisol y la epinefrina.

- Las mujeres también secretan testosterona, pero en cantidades muy limitadas y principalmente para la reproducción. Cuando el cuerpo no puede estimular y producir, así como regular y normalizar los niveles de testosterona, puede crear diversos problemas de salud. Por lo tanto, es vital determinar si sus niveles de testosterona están dentro del rango normal.

- Una simple prueba de sangre determinará si tiene una producción anormal de la hormona masculina.

Capítulo 1 - La testosterona

El papel de la testosterona en el desarrollo humano tanto en el cuerpo masculino como en el femenino es significativo, particularmente al ayudar a preparar la reproducción y los rasgos físicos de hombres y mujeres. En un sentido muy literal, cuanto más testosterona hay en un cuerpo, más masculino se vuelve. Entonces, ¿qué le sucede al cuerpo cuando tiene demasiada o muy poca testosterona?

¿CUÁLES SON LOS NIVELES NORMALES DE TESTOSTERONA?

Determinar los niveles de testosterona en el cuerpo es un poco complicado. Distinguimos la cantidad de esta hormona entre la testosterona libre y la testosterona total. ¿Cuál es la diferencia?

Bueno, una persona puede tener altos niveles de testosterona total en el cuerpo pero puede tener bajos niveles de testosterona libre. Esta última es la cantidad de testosterona que el cuerpo puede usar fácilmente o disociarse de las proteínas que las portan: la albúmina y la globulina fijadora de la hormona sexual.

Un simple análisis de sangre puede ayudar a determinar el total y los niveles de testosterona libre en su cuerpo y la cantidad se expresa a menudo en nanogramos (milmillonésima parte de un gramo) por decilitro [una décima parte de un litro] (de sangre), o ng / dL.

El rango normal de testosterona en los hombres

- Testosterona Total - 270 a 1070 ng / dL, con un promedio de alrededor de 679 ng / dL.

- Testosterona libre: de 9 a 30 ng / dL, con un promedio de alrededor del 2 al 3% de los niveles totales de testosterona

El rango normal de testosterona en las mujeres

- Testosterona total: de 15 a 70 ng / dL.

- Testosterona libre: de 0.3 a 1.9 ng / dL, con un promedio de alrededor del 2 al 3% de los niveles totales de testosterona

LOS NIVELES "NORMALES" DE
TESTOSTERONA VARÍAN

Como se puede ver en los datos anteriores, los rangos de la cantidad "normal" de niveles de testosterona son bastante amplios. Un nivel de testosterona que está dentro de la cantidad saludable para una persona podría significar hipogonadismo (niveles bajos de testosterona) para otra.

Por lo tanto, junto con los niveles de testosterona totales y libres, también debe considerar los diversos síntomas que experimenta al determinar si se encuentra dentro de su rango de testosterona 'normal' o si tiene cantidades bajas. Por ejemplo, un hombre de mediana edad no puede tener síntomas de bajos niveles de testosterona cuando la cantidad total de testosterona cae por debajo de 400 ng / dL, mientras que un hombre más joven puede mostrar signos de hipogonadismo, lo cual discutiremos más adelante en el Capítulo 4.

¿QUÉ PASA CUANDO EL CUERPO TIENE DEMASIADA TESTOSTERONA?

Aunque es menos frecuente que el hipogonadismo o los niveles bajos de testosterona, el cuerpo produce altas cantidades de testosterona, y los efectos dependen tanto del sexo como de la edad.

La testosterona alta en las mujeres

Hemos mencionado anteriormente que la testosterona es la hormona sexual masculina, y las mujeres solo secretan entre el 10 y el 20 por ciento de la cantidad que producen los hombres. Demasiada testosterona en una mujer puede causar estragos en el cuerpo de una mujer, principalmente porque su sistema es más sensible a los niveles de varias hormonas.

Las cantidades excesivas de testosterona en el cuerpo de una mujer pueden causar la profundización de la voz, aumento del acné y del pelo corporal, y un ciclo menstrual irregular. Los niveles altos de hormonas masculinas, incluida la testosterona, también causan infertilidad y síndrome de ovario poliquístico, lo que puede ocasionar problemas de salud a largo plazo, como enfermedad cardíaca y diabetes.

Alta testosterona en los hombres

Cuando los niños tienen niveles altos de testosterona, pueden empezar la pubertad muy temprano. En algunas condiciones raras, ciertos tipos de tumores hacen que los niños secreten testosterona antes de lo normal. Sin embargo, un nivel significativamente alto de testosterona no necesariamente significa efectos adversos en los hombres. Más alto que el nivel promedio de testosterona es en realidad beneficioso, e incluso tiene resultados positivos en los hombres.

Cuando su nivel de testosterona es superior a 1000 ng / dl., significa que se encuentra en el 2.5 por ciento superior de todos los hombres. Es interesante observar que los hombres con niveles superiores a la media de testosterona presentan las siguientes características:

- Asertivo y sociable

- Más feliz

- Más enérgico y con mayor capacidad de trabajo

- Motivado

- Impulso sexual saludable, erección fuerte

- Período de descanso más corto

- Mayor concentración y mayor capacidad para completar tareas mentales

- Gran aumento de masa muscular y fuerza

- Menor grasa corporal y mayor tasa metabólica en reposo

- Corazón saludable

- Una mente más aguda

¿Cuándo es demasiado alto el nivel de testosterona?

Sin embargo, los niveles excesivamente altos de testosterona tienen efectos adversos graves para la salud de los hombres, que incluyen próstata agrandada, pérdida de pelo, infertilidad y acné en los hombros y la espalda, así como los siguientes signos y síntomas:

Baja cantidad de espermatozoides

Demasiada testosterona sobrepasa el sistema reproductivo, causando problemas reproductivos. La producción de esperma disminuye significativamente, y puede incluso detenerse hasta que el organismo regule y disminuya los niveles de testosterona.

La disminución de los testículos

Los niveles excesivamente altos de testosterona pueden cerrar por completo la actividad de los testículos, encogiendo los testículos. Si nota una reducción significativa del tamaño de sus testículos, debe consultar a su médico de inmediato. Los hombres que se someten a la terapia de testosterona durante un período prolongado son propensos a experimentar una contracción testicular.

Los cambios de humor, enfado, impulsividad y agresividad

Los hombres con demasiada testosterona pueden ser felices en un momento y furiosos o deprimidos en otro momento. Por lo general, no hay un desencadenante para este cambio de humor, y cualquier emoción desencadenada es demasiado reactiva. También es más difícil para ellos controlar las emociones, especialmente la ira, debido al desequilibrio de la testosterona. Tienden a actuar primero sin pensar en las consecuencias y son propensos a la hostilidad, por lo general actuando de manera excesivamente agresiva. A menudo se pelean con otros hombres.

Depresión

El nivel excesivamente alto de testosterona interrumpe el desequilibrio hormonal, causando depresión. Junto con la pérdida de interés en las actividades que generalmente disfrutan y la tristeza, una persona deprimida también experimenta dolor muscular, dormir demasiado tiempo o insomnio, pérdida de apetito y fluctuación de peso.

Propenso a los hábitos adictivos

La investigación sugiere que los hombres con niveles de testosterona más altos que lo normal tienden a fumar, consumir bebidas alcohólicas y participar en conductas arriesgadas, incluido el riesgo de lesiones, actividad sexual e incluso delictiva.

¿Con qué frecuencia debo verificar mis niveles de testosterona?

Una cosa importante a tener en cuenta cuando intenta elevar la cantidad de testosterona es que tener niveles más altos de testosterona a largo plazo puede causar daño. Para garantizar que su nivel se encuentre dentro del rango saludable, debe comenzar a monitorear sus niveles cada 5 años, a partir de los 35 años.

Si sus niveles de testosterona disminuyen o si experimenta los síntomas y signos de hipogonadismo (vea el capítulo 4), debe considerar la terapia. Sin embargo, este remedio requerirá un control constante de los niveles de testosterona, ya que una cantidad excesivamente alta puede provocar los efectos secundarios adversos mencionados anteriormente y el estrés.

Si tiene un nivel bajo de testosterona, la mejor forma de estimular la producción de la testosterona es seguir las estrategias útiles que discutiremos en el capítulo 5. Además, encontrar el equilibrio de testosterona adecuado para usted es posible cuando consulte a su médico, así como también su disposición a verificar los niveles de testosterona antes de iniciar la terapia y hacer un seguimiento rutinario en el futuro.

Datos clave:

- La testosterona prepara los cuerpos masculinos y femeninos para la reproducción y el desarrollo de rasgos físicos en ambos sexos.

- La cantidad de testosterona se puede distinguir entre la testosterona libre y la testosterona total.

- Una persona puede tener altos niveles de testosterona total en el cuerpo pero puede tener bajos niveles de testosterona libre.

- La testosterona libre es la cantidad de testosterona que el cuerpo puede usar fácilmente, o el nivel que puede disociarse de las proteínas que los transportan: la albúmina y la globulina fijadora de la hormona sexual.

- La testosterona total en los hombres varía entre 270 a 1070 ng / dL, con un promedio de alrededor de 679 ng / dL.

- La testosterona libre en hombres oscila entre 9 y 30 ng / dL, con un promedio de alrededor del 2 al 3% de los niveles totales de testosterona.

- Los rangos de la cantidad "normal" de niveles de testosterona son bastante amplios. Un nivel de testosterona que está dentro de la cantidad saludable para una persona podría significar hipogonadismo (niveles bajos de testosterona) para otra.

- Junto con los niveles de testosterona totales y libres reales, también debe tener en cuenta los diversos síntomas que experimenta al determinar si se encuentra dentro de su rango de testosterona "normal" o si tiene cantidades bajas.

- Cuando usted es un hombre con un nivel de testosterona superior a 1000 ng / dl., está en el 2.5 por ciento superior de todos los hombres. Significa que es más masculino que la mayoría de los hombres.

- Los niveles excesivamente altos de testosterona tienen efectos adversos graves en la salud de los hombres.

- Los hombres deben comenzar a monitorear la cantidad de testosterona cada 5 años, comenzando a la edad de 35 años para asegurarse de que sus niveles se encuentren dentro del rango saludable.

Capítulo 2 - Cómo la testosterona beneficia al cuerpo y afecta la salud

Las hormonas en nuestros cuerpos son maravillosas. Hay una lista de beneficios que obtiene de estas que son sorprendentes. Esta hormona es más que el elemento de la masculinidad y es extremadamente útil y buena para su salud. Hay varios defectos debido a niveles bajos de testosterona. Los siguientes son los beneficios que obtendrá de esta hormona:

COMBATE LA DEPRESIÓN

La testosterona ayuda a combatir la depresión. Los estudios muestran que los hombres con niveles bajos de testosterona muestran más síntomas de depresión. Además, la investigación indica que los hombres con depresión informan que se sienten mucho mejor y que tienen buen humor después de recibir tratamientos con testosterona.

PÉRDIDA DE LA GRASA CORPORAL

Los hombres generalmente tienen menos grasa corporal que las mujeres. Unos estudios recientes indican que las hormonas masculinas evitan la capacidad de las células grasas específicas para almacenar lípidos bloqueando la vía de señal que respalda la función de los adipocitos o el almacenamiento del exceso de energía (glucosa) como grasa durante períodos más prolongados. Además, los andrógenos aumentan el nivel de adrenalina (norepinefrina o epinefrina), que promueve la liberación de grasa almacenada desde sus ubicaciones en el cuerpo, lo que ayuda a quemar grasa y aumentar el metabolismo incluso durante el estado de reposo.

El aumento de los niveles de adrenalina que permite que el cuerpo utilice eficientemente la glucosa (grasa) almacenada y libre en el cuerpo reduce la cantidad de azúcar circulante en el torrente sanguíneo, lo que a su vez reduce la cantidad de secreción de insulina. La insulina es la hormona que metaboliza la glucosa en energía.

En resumen, cuando tiene un nivel bajo de testosterona, su cuerpo también tiene un bajo nivel de adrenalina. Esta condición significa que tiene poca capacidad de utilizar grasa y prevenir la acumulación de grasa de manera eficiente, lo cual es terrible para su salud. El exceso de grasa es otra razón para causar una mayor disminución del nivel de testosterona, lo que alimenta el fuego en la cantidad de andrógenos que ya tiene la precaución en su cuerpo.

Además, cuando el nivel de testosterona disminuye, el nivel de estrógeno aumenta. Es toda la teoría que explica por qué los hombres obesos tienen niveles más altos de estrógeno y de testosterona.

Básicamente, todo lo que necesita hacer es aumentar la cantidad de testosterona en su cuerpo para romper el ciclo malvado de tener grasas y, finalmente, volverse más saludable. En otro estudio, una persona informó que había perdido peso y que su grasa corporal había bajado de un dieciocho a un doce por ciento.

ESTIMULAR EL CRECIMIENTO MUSCULAR Y LA MISA

Cuando le pregunta a los entrenadores personales cómo puede desarrollar músculo rápidamente, así como también perder grasa, probablemente le dicen " con testosterona" o "esteroides" y están en lo cierto. Los andrógenos son las principales hormonas que promueven el crecimiento muscular. Sin embargo, esta relación tiene que ver con la testosterona en relación con otras hormonas, específicamente con la adrenalina, la insulina y la hormona de crecimiento humana.

La hormona del crecimiento, la somatotropina o la hormona del crecimiento humano (HGH o hGH) estimulan la reproducción celular y la regeneración y el crecimiento, por lo tanto, es muy vital para el desarrollo humano. Es una hormona natural producida por la glándula pituitaria, y la mayoría de la secreción ocurre durante el sueño.

A medida que envejece, el nivel de producción de HG disminuye y puede conducir a la disminución de la masa muscular magra, la falta de energía y el aumento de la grasa corporal. Además, las personas con HGH reducida tienden a tener un contenido excesivo de grasa corporal. También tienen una tolerancia reducida al ejercicio y fuerza muscular.

Ha aprendido antes que los altos niveles de testosterona aumentan los niveles de adrenalina, lo que permite que el cuerpo utilice la glucosa como eficiencia energética. A su vez, esto disminuye el número de niveles de insulina en la sangre. Cuando la secreción de nivel de insulina disminuye, promueve la producción de más hormona de crecimiento humano (hGH), una hormona que quema la grasa de manera eficiente.

Por otra parte, aumentar los niveles de la hormona del crecimiento en el cuerpo aumentan las cantidades de factor de crecimiento I circulante similar a la insulina (IGF-I), que también regulan el crecimiento. El aumento tanto de GHG como de IGF-I resulta en el crecimiento de la masa muscular, así como en el aumento de la fuerza muscular.

MANTIENE EL CORAZÓN SANO

Cuando hablamos del cuerpo humano, el corazón es de la mayor importancia, y debe haber medidas adicionales tomadas para garantizar su seguridad y su bienestar. La testosterona también le ayuda a fortalecer el músculo que bombea sangre por todo el cuerpo y combate las enfermedades. Con las investigaciones en curso, uno de los estudios nos dice cómo la testosterona ayuda con la enfermedad cardiovascular, de una manera que fortalece su sistema cardiovascular. Por lo tanto, le protege de él y de los trastornos relacionados con el sistema cardiovascular.

Mantiene los huesos fuertes

La testosterona también ayuda a fortalecer los huesos. En los hombres mayores, existe una gran probabilidad de contraer osteoporosis, y a medida que envejecen, la testosterona también disminuye. Por lo tanto, la vejez mezclada con niveles bajos de testosterona no es una buena combinación y debilita los huesos. El proceso es simple; es como cuando la densidad ósea se intensifica y detiene sus huesos para absorber los minerales, lo que produce una pobre absorción ósea. Por lo tanto, siga su camino para obtener tratamientos para aumentar los niveles de testosterona.

Aumentar el deseo sexual y la libido

La testosterona es una hormona que es responsable de sus funciones sexuales, impulsos o erecciones. Por lo tanto, si sufre disminución de la libido o de la disfunción sexual, sabrá a qué culpar. Sí, puede culpar el nivel reducido de testosterona por sus disminuidas disfunciones eréctiles, disfunciones sexuales y baja libido. Tenga en cuenta la fuerte disminución de su vida sexual. ¡Asegúrese de verificar sus niveles de testosterona!

MANTIENE LA MENTE AGUDA

La enfermedad de Alzheimer es una de las enfermedades más temidas. A partir de su cerebro, sus diferentes partes del cuerpo pierden su función, pierde memoria o un lado de su cuerpo pierde su propósito. No hay nada más aterrador que eso.

Desafortunadamente, no hay un tratamiento directo para él. Lo que hace que esto sea mejor son los niveles de testosterona en su cuerpo. Los estudios en la

Universidad del Sur de California y en la Universidad de Hong Kong revelan que hay bajos niveles de testosterona en pacientes con Alzheimer. La testosterona también ayuda a mejorar su deterioro cognitivo. Los estudios muestran una conexión entre la testosterona y el deterioro cognitivo, que también es el caso de la pérdida de memoria. También previene la descomposición del tejido cerebral en los ancianos. La competitividad es una de las cosas que uno siempre necesita en diferentes campos para asegurar su éxito. La testosterona ayuda a aumentar el deseo de ganar y hacer que uno sea competitivo.

También aumenta su deseo de dominar. Y con esto también ayuda a cortejar a una mujer y también aumenta la toma de riesgos. Entonces, asegúrese de que sus niveles de testosterona sean óptimos.

Datos clave:

La testosterona no solo es responsable de convertir a un niño en un hombre sino que también es responsable de su salud y su bienestar. Un rango saludable y normal de testosterona en el cuerpo combate la depresión, arroja el exceso de grasa corporal, estimula el crecimiento y la masa muscular, mantiene un corazón sano, mantiene los huesos saludables, aumenta el deseo sexual y la libido, y mantiene la mente alerta.

Capítulo 3 - Señales de que su nivel de testosterona es bajo

Un nivel bajo de testosterona es más común fuera del rango normal para los hombres. ¿Cómo sabe si su hormona masculina está por debajo de la cantidad saludable? Aquí están los marcadores y los síntomas más comunes:

¿CUÁLES SON LOS MARCADORES DE BAJOS NIVELES DE TESTOSTERONA?

Cuando la testosterona no puede separarse de la proteína transportadora de albúmina y la hormona sexual que se une a la globulina, no está disponible para su uso por el cuerpo, lo que da como resultado los síntomas de niveles bajos de testosterona o hipogonadismo.

Una investigación explica que los hombres menores de 40 años pueden tener síntomas de niveles bajos de testosterona cuando la cantidad total de testosterona cae por debajo de 400 ng / dL.

Por otro lado, un estudio revela que la media entre los 40 y los 90 años muestra síntomas con niveles bajos de testosterona cuando la cantidad total de la testosterona cae por debajo de 300 ng / dL.

Además, algunas investigaciones sugieren que los hombres más saludables tienen niveles de testosterona entre 400 y 600 ng / dL, lo que le da una idea si está dentro del rango "normal".

Entonces, si sus niveles de testosterona están por debajo de los marcadores para su grupo de edad o si está experimentando signos y síntomas de hipogonadismo, entonces debe confirmar su sospecha haciendo un análisis de sangre.

¿CUÁLES SON LAS PRINCIPALES CAUSAS DE UN BAJO NIVEL DE TESTOSTERONA?

Es fácil descubrir que sus niveles de testosterona son inferiores a la media haciendo análisis de sangre, pero ¿cuál podría ser el motivo?

Envejecimiento

Como se mencionó anteriormente, el rango normal del nivel de testosterona masculina es de aproximadamente 270 a 1070 ng / dL con un nivel promedio de 679 ng / dL. Su nivel de testosterona está en su punto máximo cuando tiene alrededor de 20 años, y luego comienza a disminuir lentamente. La investigación sugiere que cada año el nivel de la hormona disminuye en un 1 por ciento en hombres de mediana edad entre 30 y 50 años y en hombres mayores.

El declive puede ser notable en algunos hombres, y otros pueden experimentar cambios notables a partir de los años de edad mediana o más comúnmente cuando tienen alrededor de 60 años de edad o más.

Es posible que haya escuchado los términos andropausia o "menopausia masculina", el nombre dado para describir la caída en el nivel de la testosterona masculina. Esto es lo que la mayoría de los expertos en salud llaman hipogonadismo.

La insuficiencia testicular

Como se mencionó anteriormente, los productores principales de la testosterona en los hombres son los testículos. La causa principal del hipogonadismo es una falla testicular, que puede deberse a anormalidades congénitas de las hormonas sexuales, que incluyen las siguientes afecciones:

El síndrome de Klinefelter produce una producción insuficiente de testosterona debido al cromosoma X adicional añadido al XY de un niño sano.

La paperas que afectan los testículos experimentados con las paperas de la glándula salival que ocurre durante la edad adulta o la adolescencia puede causar daño a largo plazo a los testículos.

La hemocromatosis o demasiada cantidad de hierro en la sangre puede causar disfunción o insuficiencia de la glándula pituitaria o testicular.

Las lesiones en los testículos pueden causar hipogonadismo ya que se encuentran fuera del cuerpo, lo que los hace propensos a daños y lesiones. El cáncer de testículo reduce los niveles de testosterona, así que hágase revisar.

El tratamiento del cáncer puede inhibir la producción de esperma y testosterona, lo que puede ocasionar infertilidad temporal o permanente.

Problemas de hipotálamo o hipofisario

Los problemas que involucran al hipotálamo o la hipófisis son la causa secundaria del hipogonadismo. Como se mencionó anteriormente, estas dos partes del cerebro regulan la producción de testosterona en los testículos.

El hipogonadismo secundario a menudo se debe a las siguientes causas:

El síndrome de Kallmann ocasiona un desarrollo anormal del hipotálamo, que también está asociado con la anosmia o la capacidad para olfatear, afecta la secreción de las hormonas pituitarias.

Los trastornos de la hipófisis afectan la liberación de hormonas a los testículos, lo que resulta en una producción anormal de la testosterona, y esto puede incluir la hipófisis u otros tumores cerebrales, así como también el tratamiento.

La enfermedad inflamatoria, como la tuberculosis, la histiocitosis y la sarcoidosis involucra al hipotálamo y la glándula pituitaria, causando hipogonadismo.

El VIH / SIDA afecta el hipotálamo y la hipófisis, así como los testículos.

Los medicamentos y ciertas hormonas afectan la producción de la testosterona. El estrés, la pérdida de peso y la actividad física excesiva pueden causar hipogonadismo. El trauma en la cabeza también puede afectar el nivel de testosterona ya que la glándula pituitaria regula la producción de la hormona masculina. Otros factores pueden incluir hígado crónico, enfermedad renal, diabetes tipo 2 u obesidad.

Los síntomas del hipogonadismo en hombres y mujeres

Algunos de los signos se confunden con los síntomas de la vejez, o a veces está demasiado ocupado como para preocuparse por lo que está sucediendo en su cuerpo. Sin embargo, todos los signos y advertencias para el hipogonadismo que debe analizar cuidadosamente son los siguientes:

Los síntomas generales

- Disminución del deseo sexual

- Disfunción eréctil

- Tamaño de los senos expandidos

- Sofocos

- Depresión, irritabilidad y falta de pensamiento

- Pérdida de pelo

- Huesos inclinados a romperse

Se siente más somnoliento que de costumbre. Cualquiera puede ser vago para ir al gimnasio, o incluso si está completamente preparado, cree que no está corriendo en la cinta como antes. Lo cual trae problemas de baja autoestima, y termina sentado en casa. Su motivación para ir al gimnasio ya no está. A pesar de dormir más de lo normal, todavía se siente letárgico. En cualquiera de estos casos; asegúrese de revisar sus niveles de testosterona.

Entonces, su deseo sexual disminuye,. La testosterona funciona en el deseo sexual igual que con hombres y mujeres. Si sus deseos sexuales son bajos, o no se siente demasiado activo sexualmente, asegúrese de controlar sus niveles de testosterona. En las mujeres, los cambios hormonales también aseguran los cambios en el estado de ánimo y podrían influir en los cambios de humor.

Como se mencionó anteriormente, la testosterona ayuda a ganar masa muscular; funciona al contrario también. Si siente en lo más mínimo cualquier cambio en su masa muscular, asegúrese de revisarla porque una vez que está perdida, es difícil reconstruirla.

Otro signo es su baja cantidad de semen. Básicamente, si siente menos producción de esperma o menos espermatozoides en la eyaculación, asegúrese de controlar sus niveles de testosterona.

Uno de los problemas más exasperantes es la pérdida de pelo. El pelo facial es una de las cosas de las que un hombre está orgulloso; no hay nada más triste que perder el pelo grueso de su barba. La calvicie es natural para la vejez, pero si se está despojando del pelo facial y corporal, carece de los niveles de testosterona.

Una de las otras advertencias que puede obtener de su cuerpo es la masa ósea inferior. Como se mencionó anteriormente, ayuda a prevenir la osteoporosis y previene el adelgazamiento de los huesos.

Otro de los efectos secundarios es que es posible que sienta importantes problemas de ánimo.

Las mujeres regularmente encuentran cambios en la mentalidad en medio de la menopausia cuando los niveles de estrógeno bajan. Los hombres con menos testosterona pueden experimentar manifestaciones comparables. La testosterona afecta varios métodos físicos en el cuerpo.

Los síntomas más específicos de niveles bajos de testosterona en hombres y mujeres son los siguientes:

Síntomas de hipogonadismo en hombres

- Pérdida de pelo corporal

- Daño muscular

- Desarrollo de senos inusual

- Disminución del crecimiento de pene y testículos

- Disfunción eréctil

- Osteoporosis

- Menos o falta de deseo sexual

- Esterilidad

- Cansancio

- Sofocos

- Problemas para concentrarse

Los síntomas de hipogonadismo en mujeres

- Ausencia de ciclo femenino

- Desarrollo mamario moderado o faltante

- Sofocos

- Pérdida de pelo corporal

- Conducta sexual baja o faltante

- Salida lechosa de sus pechos

Cómo tratar el bajo nivel de testosterona

El tratamiento de la testosterona es el remedio más común para el hipogonadismo masculino. El tratamiento correcto dependerá de la causa, así como de las preocupaciones sobre la fertilidad. Los más comunes involucran lo siguiente:

Reemplazo hormonal

La terapia de reemplazo de testosterona (TRT) en los niños ayuda a estimular la pubertad y el desarrollo, incluido el crecimiento del pene y los testículos, el crecimiento del pelo púbico y la barba, y el aumento de la masa muscular. La TRT para niños a menudo incluyen los siguientes métodos:

- Enantato de testosterona, cipionato de testosterona y inyección de undecanoato de testosterona (Aveed) en el músculo

- Parche aplicado todas las noches en el muslo, la parte superior del brazo, el abdomen o la espalda.

- Gel frotado en el hombro o la parte superior del brazo, debajo de cada axila o en el muslo interno o frontal.

- Una sustancia parecida a una masilla colocada donde el labio superior se encuentra con la encía o la cavidad bucal.

- Los geles se bombean en cada orificio nasal de 2 a 3 veces por día.

En los hombres, la TRT ayuda a restaurar la fuerza muscular y prevenir la pérdida ósea. Los hombres que reciben tratamiento también experimentan una mayor función eréctil, deseo sexual, energía y sensación de bienestar. También restaura la fertilidad y estimula la producción de esperma.

Sin embargo, solo se usa cuando la fertilidad no es el problema. Para los hombres que no han tenido éxito en lograr la concepción con su pareja, la tecnología de reproducción asistida puede ser útil. La reproducción asistida cubre una amplia gama de técnicas diseñadas para ayudar a las parejas a concebir.

Sin embargo, la terapia de reemplazo de testosterona conlleva diversos riesgos, incluidos los siguientes:

- Formación de coágulos de sangre en las venas
- Estimular el crecimiento de cáncer de próstata preexistente
- Limita la producción de esperma

- Aumento de senos

- Estimulante crecimiento de próstata no canceroso

- Apnea del sueño

- Aumenta el riesgo de ataque al corazón

Por lo tanto, la estimulación de la producción de los niveles de testosterona de forma natural es la mejor solución para el hipogonadismo.

Datos clave:

- Los hombres menores de 40 años pueden presentar síntomas de niveles bajos de testosterona cuando la cantidad total de su testosterona desciende por debajo de 400 ng / dL.

- Los hombres de entre 40 y 90 años muestran síntomas con niveles bajos de testosterona cuando la cantidad total de testosterona cae por debajo de 300 ng / dL.

- Los hombres más saludables tienen niveles de testosterona entre 400 y 600 ng / dL, a lo que nos referimos como el rango "normal".

- El envejecimiento es la causa principal del bajo nivel de testosterona.

- El nivel de testosterona está en su punto máximo cuando tiene alrededor de 20 años, y luego comienza a declinar lentamente.

- Cada año, el nivel de la testosterona disminuye en un 1 por ciento en hombres de mediana edad entre 30 y 50 años y en hombres mayores.

- La falla testicular es la causa principal de la andropausia o "menopausia masculina".

- Los problemas que involucran al hipotálamo o la hipófisis son la causa secundaria del hipogonadismo.

- En los hombres, los síntomas del hipogonadismo incluyen la pérdida de pelo corporal, daño muscular, desarrollo inusual de los senos, disminución del crecimiento de pene y testículos, disfunción eréctil. Osteoporosis, deseo sexual menor o faltante, infertilidad, cansancio, sofocos y dificultad para concentrarse.

- El hipogonadismo puede tratarse con terapia de reemplazo de testosterona (TRT), pero esta solución conlleva riesgos específicos, incluida la formación de coágulos sanguíneos en las venas, estimular el crecimiento de cáncer de próstata preexistente, limitar la producción de esperma, aumento de senos, estimular el crecimiento de próstata no canceroso, dormir apnea e incrementa el riesgo de ataque al corazón.

Capítulo 4 - Hábitos que reducen su nivel de testosterona

Además de las causas naturales de la disminución de la testosterona, el envejecimiento, la insuficiencia testicular y los problemas del hipotálamo o la hipófisis, su estilo de vida influye de forma espectacular en la producción de la hormona masculina. ¿Qué hábitos sabotean su hombría?

LA FALTA DE SUEÑO

La mayoría de la gente hoy no duerme lo suficiente, que es uno de los principales factores que afectan la producción de testosterona en los hombres. Los estudios revelan que el cuerpo produce casi todo lo que necesita para el día durante el sueño. El aumento del nivel de testosterona en la noche es una de las principales razones por las cuales los hombres se despiertan con "madera de la mañana". De hecho, despertarse constantemente "duro" significa que tiene una cantidad saludable de la hormona masculina.

Si tiene falta de sueño, su cuerpo no puede producir testosterona de manera efectiva o eficiente. Un estudio revela que los hombres jóvenes que están completamente descansados tienen niveles de testosterona más altos que aquellos que duermen menos de 5 horas todas las noches durante 1 semana. La cantidad de testosterona de los hombres que carecen de suficiente descanso cae alrededor del 10 al 15 por ciento.

Dormir lo suficiente también ayuda a regular el cortisol, una hormona del estrés que reduce el nivel de la testosterona en sangre en grandes cantidades. Descansar lo suficiente cuando experimenta cualquier forma de estrés es específicamente vital porque aumenta el nivel de cortisol de manera significativa, lo que interrumpe la producción de testosterona.

EL ESTRÉS NO ADMINISTRADO

El estrés a corto y largo plazo crónico produce la producción de la testosterona de dos maneras. En primer lugar, el estrés psicológico y físico estimula el aumento de la secreción de cortisol desde la corteza suprarrenal, que suprime el papel del hipotálamo y los testículos en la producción de la testosterona.

En segundo lugar, la síntesis de cortisol requiere colesterol, una molécula que también es vital en la biosíntesis de testosterona. Cuando las hormonas del estrés se disparan, el cuerpo utiliza el colesterol más para crear cortisol que la testosterona.

INSUFICIENTE INGESTA DE GRASA EN LA DIETA

La capacidad de su cuerpo para producir hormonas masculinas de manera eficiente depende significativamente de la ingesta de grasas en la dieta. La grasa contiene colesterol. Como se mencionó anteriormente, esta molécula es vital para la producción de testosterona.

De hecho, el colesterol de la grasa se convierte en hormonas esteroides, testosterona y estrógeno también. Consumir menos del 20 por ciento de las calorías de la grasa limitará la producción de testosterona. Comer suficientes grasas SALUDABLES es vital para mantener no solo testosterona, sino también la producción de otras hormonas.

La ingesta dietética incorrecta

Su ingesta nutricional influye significativamente en la producción de hormonas masculinas. Como se mencionó anteriormente, su nivel de testosterona depende drásticamente de la testosterona activa o libre en la sangre, las que su cuerpo puede utilizar fácilmente.

La testosterona activa o libre en su sangre viaja a sus células musculares y otros tejidos. En algunos tejidos, como el cerebro y las células grasas, su cuerpo podría convertir la grasa en la hormona femenina (estrógeno), dependiendo de la ingesta de nutrientes. Cuando su dieta estimula la producción excesiva de estrógeno, puede llevar a la ganancia de grasa, lo que inhibe aún más la producción de testosterona al disminuir las hormonas cerebrales.

Los carbohidratos

Como se mencionó anteriormente, el cuerpo necesita cantidades adecuadas de calorías para la producción de testosterona. El consumo de una cantidad insuficiente de calorías de los carbohidratos reduce las hormonas mensajeras secretadas por el hipotálamo a la glándula pituitaria que regula la producción de testosterona en los testículos, lo que conduce a la disminución de las hormonas masculinas. Necesita obtener la cantidad correcta de calorías para apoyar el aumento de testosterona y el crecimiento muscular sin agregar grasa corporal.

Proteína

¿Sorprendido? Mientras que muchos expertos en salud predican la importancia de las proteínas, no se equivoque, es fundamental obtener cantidades suficientes cuando desea aumentar la producción de testosterona. La investigación muestra que comer más proteínas que carbohidratos puede reducir el nivel de la testosterona, y también aumenta el nivel de cortisol.

Grasa poliinsaturada

Ya mencioné antes que necesita consumir una cantidad significativa de grasa para aumentar la producción de testosterona. Sin embargo, no debe sobrecargar su cuerpo con grasas poliinsaturadas, ya que reducen el nivel de esta hormona.

EL EXCESO DE CAFEÍNA

Demasiadas tazas de cafeína aumentan el nivel de cortisol, que a esta altura ya sabe que disminuye la producción de la hormona masculina. Además, las bebidas con cafeína perjudican su horario de sueño, lo que también reduce el nivel de testosterona, ya que el cuerpo no puede secretar la testosterona de manera eficiente y regular el nivel de cortisol.

DEMASIADAS BEBIDAS ALCOHÓLICAS

El alcohol afecta las partes del eje hipotalámico-pituitario-gonadal (HPG), un sistema de hormonas y glándulas endocrinas involucrado en la producción de testosterona. El consumo de alcohol reduce el nivel de la testosterona de varias maneras.

* Uno de los ingredientes utilizados para hacer cerveza, el lúpulo, es estrogénico, y convierte la hormona sexual masculina en la hormona sexual femenina estrógeno.

* El metabolismo del etanol disminuye la cantidad de una coenzima en particular que es vital en la producción de andrógenos, incluida la testosterona.

77

- El alcohol estimula la producción de endorfinas, lo que afecta negativamente a la síntesis de testosterona.

- Beber bebidas alcohólicas daña las células de los testículos, el principal productor de testosterona.

- La combinación de cortisol y alcohol destruye la testosterona circulante.

EXPOSICIÓN A QUÍMICOS REDUCTORES DE TESTOSTERONA

Los productos químicos comunes que se encuentran en su casa pueden estar causando efectos dañinos a su nivel de testosterona. Estos compuestos son los endocrinólogos llamados "disruptores endocrinos", que interfieren con el sistema hormonal, causando diversos problemas como trastornos del aprendizaje y el aumento de peso.

Xenoestrógenos

Debe tener cuidado con este disruptor endocrino particular. Los xenoestrógenos son sustancias químicas que imitan el estrógeno en el cuerpo. Cuando su cuerpo está expuesto a demasiada sustancia química que imita a los estrógenos, la producción de la hormona masculina disminuye significativamente.

Algunos endocrinólogos sugieren que los xenoestrógenos son la razón por la cual los hombres de hoy tienen un nivel testosterona más bajo que en la última década. Además, los médicos afirman que las mujeres embarazadas deben evitar estos productos químicos durante el embarazo para evitar el hipospadias, una discapacidad congénita en los bebés en la que la abertura del pene está en la parte inferior y no en la punta.

Alimentos a base de soja

Cereales, productos horneados, refrigerios, ensaladas, aderezos, mayonesa, todos los alimentos procesados, leche comercial, quesos, yogures y azúcar machacan la testosterona. Estos alimentos están de una manera u otra contaminados con soja, así como con hormonas. Sin embargo, eso no significa que debe evitar los productos lácteos. Solo asegúrese de comprar productos orgánicos y aquellos que provienen de fuentes en las que no inyectan hormonas estrogénicas a sus animales.

ACABANDO CON EL MITO DE LOS ESTEROIDES Y LAS DROGAS

La popularidad del uso de esteroides, la terapia de reemplazo de testosterona y los suplementos de testosterona para aumentar la producción de hormonas masculinas va en aumento. ¡Cada hombre quiere volverse más viril rápidamente! Pero, ¿estas soluciones realmente funcionan?

Pérdida de grasa

En relación con el porcentaje de grasa corporal, los hombres con niveles de testosterona naturalmente más altos son más delgados, incluso cuando hay una fluctuación en la hormona masculina de aproximadamente 100 a 200 ng / dL. Sin embargo, los estudios muestran que la masa grasa aumenta cuando el nivel testosterona disminuye más de 200 ng / dL. Por ejemplo, cuando el rango promedio de un hombre cae de 600 a alrededor de 300 ng / dL, la grasa corporal aumenta a aproximadamente 36 por ciento. Aumentar la testosterona es útil si solo desea deshacerse del exceso de grasa corporal.

Crecimiento y fuerza muscular

El uso de drogas aumenta los niveles de testosterona de manera espectacular y nadie puede discutir los poderosos efectos de esteroides sobre la quema de grasa y el desarrollo muscular. Pero lo que la mayoría de la gente no sabe es que aumentar el nivel de la testosterona dentro del rango saludable no ayuda al crecimiento muscular.

Varias investigaciones y estudios revelan que aumentar la hormona masculina a través del techo con esteroides anabólicos y drogas no produce un aumento muscular impactante. La única forma en que el nivel de testosterona aumentará significativamente es la masa muscular y la fuerza, incluso cuando no se agrega ejercicio a su régimen y cuando la cantidad excede el rango natural más alto en alrededor de 20 a 30 por ciento, aproximadamente 1,200 ng / dL. Como hemos mencionado anteriormente, cantidades excesivas de la hormona masculina causan varios efectos perjudiciales a largo plazo. Usted pagará un alto precio por ello; su salud.

En breve, las pequeñas fluctuaciones en los niveles de testosterona no harán ninguna diferencia en su masa muscular y fuerza a menos que vaya a ambos, ya sea extraordinariamente alto o extremadamente bajo. Además, varios factores, incluidos el historial de entrenamiento, la genética, la programación de ejercicios, la dieta, etc. afectan el crecimiento y la fuerza muscular. Por lo tanto, solo elevar su nivel de testosterona con medicamentos y esteroides anabólicos no es suficiente para ayudarle a ser mas masculino.

Si está aumentando su hormona masculina para músculos más grandes, entonces tiene que hacer ejercicio. No puede lograr un físico musculoso sin sudar.

Datos clave:

- Su estilo de vida y sus hábitos influyen de manera dramática en la producción de la hormona masculina definitiva.

- El cuerpo produce casi todo lo que necesita para el día durante el sueño, por lo que un sueño insuficiente mata su hombría.

- Los hombres que duermen menos de 5 horas a la semana son menos varoniles.

- El sueño también regula la hormona del estrés, el cortisol, que el cuerpo libera a lo largo del día para enfrentar los desafíos y las demandas.

- El alto nivel de cortisol reduce significativamente la producción de testosterona.

- El estrés eleva el nivel de cortisol, que mata a su testosterona.

- Comer más proteína que carbohidratos puede reducir el nivel de testosterona, así como aumenta el nivel de cortisol.

- La grasa poliinsaturada reduce la hormona masculina.

- Demasiada cafeína interrumpe su sueño, y también aumenta el nivel de cortisol, los enemigos de su testosterona.

- El alcohol afecta las partes del eje hipotalámico-pituitario-gonadal (HPG), un sistema de hormonas y glándulas endocrinas involucrado en la producción de testosterona.

- Las bebidas alcohólicas contienen ingredientes estrogénicos que convierten la hormona sexual masculina en el estrógeno de la hormona sexual femenina.

- Estos químicos son lo que los endocrinólogos llaman "disruptores endocrinos", que interfieren con su sistema hormonal. Los xenoestrógenos son sustancias químicas que imitan el estrógeno en el cuerpo. Cuando su cuerpo está expuesto a demasiada sustancia química que imita a los estrógenos, la producción de la hormona masculina disminuye significativamente.

- Los alimentos a base de soja matan la hormona masculina.

- Cuando su rango promedio de testosterona cae por debajo de 200 ng / dL, su grasa corporal se eleva a alrededor del 36 por ciento.

- El esteroide sintético para aumentar su testosterona es suficiente si solo desea deshacerse del exceso de grasa corporal, pero no ayudará a construir y fortalecer los músculos.

- El simple aumento del nivel de testosterona dentro del rango saludable con esteroides sintéticos y medicamentos no ayuda al crecimiento muscular, a menos que la cantidad exceda el rango natural más alto en alrededor de 20 a 30 por ciento, aproximadamente 1.200 ng / dL, que tiene diversos efectos perjudiciales en el largo plazo.

- El simple aumento de su nivel de testosterona con medicamentos y esteroides anabólicos no lo ayudará a lucir más humano ya que varios factores, incluidos el historial de entrenamiento, la genética, la programación de ejercicios, la dieta, etc. afectan el crecimiento y la fuerza muscular.

Capítulo 5 - Cómo aumentar sus niveles de testosterona de forma natural

Aumente su producción de testosterona sin recurrir al uso de medicamentos y esteroides anabólicos.

DESCANSE LO SUFICIENTE

- ¡Dormir solo de 3 a 5 horas por la noche no es bastante! Duerma de 8 a 9 horas todas las noches tanto como sea posible.

- Además, para mejorar la calidad de su sueño, haga lo siguiente:

- Reduzca su exposición a la luz.

- Reduzca su consumo de cafeína.

- Tómese una ducha caliente antes de acostarse.

Relajarse

El estrés aumenta los niveles de cortisol en su cuerpo. Los altos niveles de esta hormona del estrés tienen el efecto inverso en su nivel de testosterona. Varios estudios muestran que hay una disminución en la cantidad de testosterona libre en la sangre cuando el nivel de cortisol es alto. Aquí hay algunas formas en que puede combatir el estrés.

Los ejercicios de relajación y meditación son muy efectivos para reducir el cortisol y elevar la hormona.

Caminar en la naturaleza o caminar por el bosque reduce significativamente los niveles de cortisol en muchas personas.

Las hierbas adaptogénicas, como Shilajit, Ashwagandha, Rhodiola Rosea, etc., reducen el cortisol y aumentan la testosterona simultáneamente al ayudar al sistema suprarrenal a regular las hormonas.

La vitamina C reduce la secreción de cortisol durante el estrés, y alivia los efectos dañinos de las hormonas del estrés.

Los ejercicios de baja intensidad alivian el estrés. Evite los esfuerzos físicos de alta intensidad ya que elevan el nivel de cortisol.

Coma una suficiente cantidad de carbohidratos. Una dieta baja en carbohidratos durante el estrés aumenta la secreción de cortisol ya que el cuerpo no está obteniendo suficiente glucosa, su principal fuente de energía. Además, cuando no está consumiendo la cantidad correcta de carbohidratos, estresa más el cuerpo debido a una baja fuente de combustible.

CONSUMA MÁS GRASAS MONOINSATURADAS E INSATURADAS

Evite las grasas poliinsaturadas, que están principalmente en alimentos y aceites a base de plantas. Debe evitar el salmón y otros pescados grasos, ya que son ricos en ácidos grasos omega-3, que son la forma más potente de grasas poliinsaturadas. Los PUFA (las grasas poliinsaturadas) son líquidos a temperatura ambiente, como margarina, aceite de pescado, aceite de semilla de algodón, aceite de semilla de girasol, aceite de canola y aceite de soja. El aumento de la ingesta de estos aceites suprime la producción de hormonas masculinas. Las grasas trans también disminuyen el nivel de testosterona, por lo que también debe evitar los alimentos con esta grasa.

Grasas monoinsaturadas

Estos tipos de grasas también son líquidos a temperatura ambiente, como el aceite de oliva virgen extra y el aceite de argán. Otras fuentes de MUFA son aguacate, nueces y semillas.

Ácidos grasos saturados

Los tipos de grasas saturadas con ácidos grasos son difíciles de alcanzar a temperatura ambiente, como los que se encuentran en los productos lácteos, la carne roja, el aceite de palma, la manteca de cacao, la manteca de cerdo, el aceite de coco y la mantequilla.

Aumentan el nivel de testosterona

La investigación muestra que el nivel de testosterona se desploma cuando una persona consume una dieta baja en grasas. Los hombres que consumen una dieta baja en grasas y altos en PUFA tienden a tener hormonas masculinas significativamente más bajas.

¿Cuánta grasa debería consumir?

¿Tendré un nivel de testosterona más alto si como más grasa? NO. También debe consumir una cantidad suficiente de carbohidratos y proteínas. La ingesta óptima de grasas en la dieta para la producción eficiente de hormonas masculinas es entre el 25 y el 40 por ciento de su requerimiento diario de calorías.

Si puede reducir su ingesta de PUFA, puede reducir su consumo de grasa al 25 por ciento y aún así mantener su nivel de testosterona alto. Sin embargo, si consume grasas poliinsaturadas, es mejor consumir entre el 30 y el 40 por ciento de su requerimiento total de calorías de la grasa.

Es vital que no exceda el 40 por ciento, ya que debe dejar espacio para las proteínas y los carbohidratos.

Además, consumir cantidades suficientes de grasa le ayuda a recuperarse del esfuerzo físico. El bajo consumo de grasa compromete su recuperación del ejercicio, incluso de intensidad moderada.

CONSUMIR LA CANTIDAD CORRECTA DE CARBOHIDRATOS Y PROTEÍNAS

El siguiente paso es consumir la cantidad correcta de proteínas y carbohidratos.

¿Cuánto debo comer?

Consuma al menos 2 gramos de carbohidratos y no más de 1 gramo de proteína por cada libra de peso corporal por día, manteniendo la proporción de carbohidratos y proteínas en 2: 1.

Asegúrese de obtener su proteína de origen animal ya que un vegetariano causa un nivel bajo de testosterona. Además, asegúrese de obtener suficientes carbohidratos refinados, ya que un alto contenido de fibra tiende a reducir la testosterona. Por supuesto, elija el tipo saludable de carbohidratos refinados, como el arroz blanco y la crema de trigo. Siempre evite los alimentos procesados.

REDUCIR LA INGESTA DE CAFEÍNA

Puede limitarse a 200 miligramos de cafeína, alrededor de 2 tazas de café al día. Los estudios demuestran que la cafeína ayuda a aumentar el nivel de testosterona. Sin embargo, no exceda la cantidad diaria recomendada. Demasiado café aumenta el nivel de cortisol en su cuerpo, lo que mata a la hormona masculina.

REDUCIR EL CONSUMO DE ALCOHOL

Se recomienda beber una cantidad moderada de alcohol. Aunque demasiado alcohol mata la testosterona, una dosificación baja, aproximadamente 0.5 gramos por kilogramo de alcohol o 10% de peso por volumen, en realidad aumenta ligeramente la testosterona.

Sin embargo, un estudio informa que 1 gramo por kilogramo de alcohol, alrededor de ½ vaso de vodka para la mayoría de los hombres, tomados después del entrenamiento, aumenta la hormona masculina en un 100 por ciento. Pero eso no significa que deba beber alcohol antes de entrenar porque un estudio revela que entrenar con resaca aumenta los efectos reductores del alcohol de manera significativa.

EVITE LOS XENOESTRÓGENOS

Estos productos químicos son abundantes. Evite los productos que contienen xenoestrógenos tanto como sea posible, incluidos los siguientes:

Recipientes de plástico, así como alimentos almacenados o calentados en recipientes de plástico. Mantenga su comida en cristalería.

Gasolina y pesticidas: lávese las manos si se expone a ellos.

Productos que contienen bisfenol A (BPA), como plásticos utilizados en botellas de agua y productos recubiertos con resinas epoxi, como latas de bebidas y alimentos.

Además de evitar los productos mencionados anteriormente, también debe hacer lo siguiente:

Elija comida orgánica. Como se mencionó, los pesticidas contienen xenoestrógenos. Si su presupuesto no le permite comprar productos orgánicos, siempre lave bien las verduras y frutas antes de comerlas. Además, encuentre carne y productos de animales que no hayan sido tratados con hormonas.

- Use productos de baño orgánicos. La mayoría de los productos de aseo actuales, alrededor del 75 por ciento, contienen parabenos, un tipo de xenoestrógeno.

- Use productos naturales sin parabenos.

IR AL GIMNASIO

El ejercicio ayuda a estimular la hormona masculina de dos maneras. Primero, ayuda a reducir la grasa corporal y elevar la masa muscular. Como se mencionó anteriormente, la grasa convierte la testosterona en estrógeno, por lo que cuanto menos grasa tenga, mayor será su testosterona.

En segundo lugar, los tipos específicos de ejercicio a continuación estimulan al cuerpo para que secrete más testosterona.

Levantar pesas

- ¡Tiene que empezar a levantar pesas! Aquí está la mejor rutina de levantamiento de pesas para maximizar la producción de su hormona masculina.

- Realice levantamientos compuestos, como prensas de hombros o sentadillas. Los ejercicios de los grandes grupos musculares aumentan la testosterona.

- Use un volumen de entrenamiento siguiendo la fórmula de series x repeticiones x peso.

Entrenamiento por intervalos de alta intensidad (HIIT)

Los estudios demuestran que los entrenamientos de HIIT o los ejercicios intensos seguidos de un período de recuperación menos intenso aumentan la producción de hormonas masculinas, así como también aumentan el metabolismo de las grasas, la fuerza muscular y mejoran el acondicionamiento deportivo.

Hay varios entrenamientos de HIIT, pero el más simple es una simple rutina de sprints de viento. Por ejemplo, puede correr 20 yardas y descansar durante aproximadamente 1 minuto, haciendo 20 series de sprints y descansos.

No sobreentrene su cuerpo

Tan importante como hacer los ejercicios correctos, darle a su cuerpo la oportunidad de descansar y recuperarse es muy importante. Hacer ejercicio hasta el agotamiento reduce significativamente la hormona masculina. Como se mencionó anteriormente, los entrenamientos liberan niveles de cortisol, lo que reduce el nivel de testosterona.

Descanse por lo menos 2 días a la semana y no haga ningún ejercicio intenso durante estos días. Sin embargo, la cantidad de días de descanso dependerá de la intensidad de su ejercicio. Descanso cuando sea necesario.

Durante sus días de descanso, puede realizar una caminata ligera, que también es una excelente manera de aliviar el estrés.

ACTIVIDAD SEXUAL

Usted sabe que la testosterona aumenta el deseo sexual. Pero la forma más agradable de aumentar el nivel de testosterona es la actividad sexual regular; esto funciona tanto para hombres como para mujeres. En las mujeres, la testosterona es lo que las hace desear la penetración. Un estudio muestra que los hombres y las mujeres tienen un mayor nivel de testosterona después de la actividad sexual.

Entonces, los rumores sobre tener demasiado sexo, así como la masturbación que consumen la testosterona, simplemente son incorrectos. Sin embargo, el sexo aumenta la hormona masculina en un 72 por ciento, mientras que la masturbación solo aumenta la cantidad en un 11 por ciento.

Además, un nivel más alto de testosterona también hace que quiera tener más relaciones sexuales, lo que le lleva a un ciclo positivo.

TOME DUCHAS FRÍAS

Varios estudios en humanos y animales muestran que los testículos rinden mejor cuando están alrededor de 87 a 96 grados Fahrenheit. Las temperaturas más altas afectan negativamente la espermatogénesis, la síntesis de ADN y la producción de testosterona.

Además, otra investigación muestra que la motilidad, la calidad y el volumen de los espermatozoides son más altos durante los meses fríos. Las mismas hormonas responsables de la espermatogénesis, la hormona luteinizante (LH) y la hormona foliculoestimulante (FSH) también son las responsables de la síntesis de testosterona, por lo que existe un vínculo.

Así que, aparte de tomar duchas frías a diario, es posible que desee usar calzoncillos y dormir desnudo para mantener sus pelotas frescas.

Además de mantener las pelotas frescas, tomar una ducha fría también mejora la calidad de su sueño, que también es vital en la producción de testosterona ya que el cuerpo produce la hormona masculina que necesita para el día mientras está durmiendo.

Tan importante como evitar los asesinos de testosterona, saber qué poner en su cuerpo también es importante para volverse más viril. Aquí están los alimentos y suplementos correctos que optimizarán la capacidad de nuestro cuerpo de producir testosterona:

30 alimentos que aumentan los niveles de testosterona

Uvas

Los investigadores chinos revelaron que 500 miligramos de uvas, alrededor de 5 a 10 gramos de piel de uva, aumentan el nivel de la hormona masculina.

Atún

Una lata de atún suministra a su cuerpo con el 100 por ciento de la cantidad diaria recomendada de vitamina D, que aumenta la testosterona hasta en un 90 por ciento.

Granada

Un vaso de zumo de granada mejora el deseo sexual hasta en un 47 por ciento.

Venado

El ir en una dieta libre de carne reduce el nivel de testosterona en un 14 por ciento. Sin embargo, una dieta rica en grasas saturadas, que se encuentran en el cordero y ternera, también puede reducir la testosterona.

Ajo

Alicina; un compuesto en el ajo reduce el cortisol, una hormona del estrés, por lo tanto, aumenta el nivel de testosterona.

Leche

Los aminoácidos en la leche aumentan la producción de hormonas anabólicas, que recorta la grasa y construye los músculos.

Huevos

El colesterol que se encuentra en las yemas de huevo estimula la producción de testosterona. También contienen ácidos grasos omega-3, vitamina D, y grasas saturadas, que son todos críticos para la producción de la hormona masculina.

Repollo

Este vegetal es rico en indol-3-carbinol que elimina el estrógeno o la hormona femenina. La investigación muestra que el consumo de 500 gramos durante 7 días elimina la mitad del estrógeno de los hombres en los hombres, lo que hace que la producción de la testosterona sea más eficiente.

Espárragos

Contienen vitamina E, potasio y ácido fólico, que son vitales para la producción de testosterona.

Plátanos

La fruta ayuda a aumentar el nivel de testosterona a través de la enzima bromelina. También es una excelente fuente de energía de liberación lenta, perfecta para una noche apasionada.

Sandía

La fruta refrescante contiene citrulina, un aminoácido que el cuerpo convierte en arginina, lo que aumenta el flujo sanguíneo.

Ginseng

La investigación en 2002 reveló que el ginseng rojo coreano ayuda a mejorar la disfunción eréctil hasta en un 60 por ciento.

Almendras

Un puñado de estas nueces es una rica fuente de zinc, que aumenta la testosterona y mejora la libido. El mineral aumenta el deseo sexual de hombres y mujeres.

Ostras

Las ostras son la fuente más abundante de zinc.

Gachas de avena

No solo contienen zinc, sino que también contienen L-arginina y un alto contenido de vitaminas B, que aumentan el rendimiento sexual.

Frutas cítricas

Estas frutas reducen la cantidad de cortisol en el cuerpo, lo que aumenta la testosterona. También contienen vitamina A, que es esencial en la producción de la hormona y también ayudan a reducir la hormona femenina estrógeno.

Espinacas

Las espinacas reducen la cantidad de estrógenos. También son ricas en vitamina C, E y magnesio, que son todos componentes básicos de la testosterona

Salmón salvaje

Además de altas cantidades de ácidos grasos omega-3, vitamina B y magnesio, este pescado reduce el nivel de globulina fijadora de hormonas sexuales (SHBG), lo que hace que la testosterona sea inactiva. Por lo tanto, tiene más testosterona libre o activa.

Aguacate

Como se mencionó anteriormente, los hombres necesitan consumir cantidades saludables de grasas monoinsaturadas como aceites vegetales y nueces. Los aguacates son una fuente rica de MUFA. Estas grasas también reducen el colesterol LDL o el colesterol malo, además de aumentar el nivel de la hormona masculina.

Atún

Si no recibe suficiente luz solar, coma más atún. Es rico en vitamina D que aumenta la producción de testosterona hasta en un 90 por ciento. La vitamina D también es vital para mantener alta la cantidad de espermatozoides y la calidad de los espermatozoides.

Carne

Como se mencionó anteriormente, seguir una dieta sin carne mata a su testosterona. Sin embargo, solo debe consumir la cantidad correcta. Comer grandes cantidades de grasas saturadas también reduce la testosterona. La carne de vaca y de bisonte alimentada con pasto son excelentes opciones. Como recordatorio, elija lo más orgánico posible para evitar las hormonas estrogénicas inyectadas en la carne.

Camarón

El consumo de este marisco es una forma segura de aumentar su vitamina D, que está vinculada a una mayor cantidad de testosterona. Además, los hombres y las mujeres con altos niveles de esta vitamina en la sangre tienen una fuerza muscular más baja y superior en el cuerpo. También puede obtener la vitamina de las sardinas, el salmón, los huevos de gallinas camperas y el arenque.

Semillas de calabaza

La investigación muestra que el bajo contenido de zinc está relacionado con un nivel bajo de testosterona. Estas semillas son una fuente excelente del mineral, que está involucrado en diversas reacciones enzimáticas, incluida la producción de la hormona masculina. También puede obtener más de este nutriente a partir de lentejas, anacardos, semillas de sésamo, germen de trigo, carne, pollo, pavo y cangrejo.

Aceite de oliva y de coco

El aceite de coco es una rica fuente de grasas saturadas. Puede obtener hasta un 10 por ciento de sus calorías de esta grasa sin aumentar el riesgo de problemas cardíacos. El chocolate, el aceite de palma rojo, el cordero, el bistec, los productos lácteos enteros y la mantequilla también son excelentes fuentes de ácidos grasos saturados.

Esta grasa también es una excelente fuente de aceite MCT, una excelente fuente de energía que ayuda a aumentar la tasa metabólica, aumentar las hormonas tiroideas y mejorar el rendimiento cognitivo.

Un estudio reveló que 2 semanas de aceite de oliva como principal fuente de grasa en la dieta aumentan el nivel de testosterona hasta en un 17 por ciento.

Además, este aceite saludable es una excelente fuente de antioxidantes y tiene propiedades antiinflamatorias. Agregue de 1 a 2 cucharadas de esta grasa a su ensalada diaria.

Salvado de trigo

Es una excelente fuente de magnesio. La investigación muestra que una mayor cantidad de este mineral aumenta el nivel de testosterona, especialmente cuando hace ejercicios de HIIT. Puede agregar salvado de trigo a sus batidos de proteínas, masa de panqueques y avena. También puede aumentar su magnesio de los frijoles, la mantequilla, la mantequilla de maní, las semillas de girasol, el salvado de avena, los granos integrales, las almendras y el cacao en polvo.

Queso ricotta

La mejor fuente de proteína de suero de leche es este producto lácteo. La proteína de suero de leche es rica en aminoácidos, lo que disminuye el nivel de cortisol en el cuerpo, especialmente durante la recuperación después de un entrenamiento intenso. Agregue kéfir, yogur, leche y proteína de suero en polvo en su dieta para obtener más aminoácidos.

Fresas

La mejor fuente de vitamina C, las fresas, son una fuente excelente de potente antioxidante, que reduce el nivel de cortisol, especialmente después de los entrenamientos duros.

Frijoles

Los frijoles contienen L-dopa, lo que aumenta los niveles de dopamina en el cerebro, aumentando el nivel de testosterona. L-dopa también aumenta la hormona del crecimiento humano, que desarrolla más músculo.

Brócoli

1. **Nueces**

* Otros alimentos que también ayudan a aumentar la producción de testosterona incluyen los siguientes:

* Patatas. Todos los tipos son una excelente fuente de carbohidratos sin gluten.

* Gelatina de carne

* Pasas

* Perejil

* Jengibre

* Productos de cacao crudo

* Aceite de argán

* Champiñones blancos

* Bicarbonato de sodio

* Carne picada orgánica

* Queso azul

- Bayas oscuras, como bayas de acai, moras y arándanos

- Cebolla

Los suplementos que ayudan a la producción de testosterona

Puede aumentar su requerimiento de vitaminas y minerales tomando suplementos. Aquí hay algunos refuerzos nutricionales que han demostrado producir efectos positivos significativos en el nivel de testosterona.

La vitamina D3

D3 no es una vitamina, sino una hormona que proporciona importantes beneficios para la salud del cuerpo y es vital para la producción de testosterona. Es el precursor de la producción de vitamina D.

El cuerpo no puede crear la vitamina del sol de forma natural. Durante los meses de invierno y cuando pasa menos tiempo al aire libre, es propenso a la deficiencia de vitamina D, lo que contribuye a un nivel bajo de testosterona.

Los estudios demuestran que tomar 3332 UI de vitamina D3 durante 1 año aumenta el nivel de testosterona hasta en un 25.2 por ciento. Si tiene la piel oscura, es posible que deba ingerir una dosis más alta, aproximadamente 4000 UI.

Por otra parte, también puede aumentar su vitamina D a través de la exposición a la luz UV para estimular la hormona masculina.

Zinc

La investigación muestra que 30 miligramos de zinc al día aumenta los niveles de testosterona activa en el cuerpo de los hombres con hipogonadismo. Si usted es un hombre sano de 19 años o más, solo necesita tomar 11 miligramos por día. No lo necesita si consume la cantidad diaria recomendada.

No es que nunca deba tomar más de la dosis recomendada o más de 40 miligramos diarios, ya que una gran cantidad de este mineral puede provocar toxicidad con síntomas de calambres abdominales, diarrea, vómitos, dolores de cabeza y náuseas.

Magnesio

La deficiencia de este mineral es más común que el zinc. La dosis diaria recomendada de este mineral es de 420 miligramos al día para los hombres adultos. Para mejorar su producción de testosterona, tome unos 750 miligramos al día durante 1 semana y ver cómo va.

Datos clave:

- Descanse de 8 a 9 horas todas las noches para ayudar a su cuerpo a regular el nivel de cortisol y a producir testosterona de manera eficiente durante el sueño.

- Encuentre maneras de combatir el estrés y reducir la producción de cortisol.

- Los hombres que consumen una dieta baja en grasas y alta en grasas poliinsaturadas (PUFA) tienden a tener hormonas masculinas significativamente más bajas. Consuma más grasas monoinsaturadas (MUFA) y ácidos grasos saturados (SFA).

- Obtenga del 25 al 40 por ciento de su requerimiento diario de calorías de MUFA y SFA.

- Puede consumir el 25 por ciento de su requerimiento diario de calorías de la grasa cuando reduce la ingesta de PUFA.

- Si consume grasas poliinsaturadas, es mejor consumir entre el 30 y el 40 por ciento de su requerimiento total de calorías de la grasa.

- No exceda el 40 por ciento de su requerimiento calórico diario de grasa ya que tiene que dejar espacio para las proteínas y los carbohidratos.

- La proporción efectiva de carbohidratos y proteínas para aumentar la testosterona es de 2:1. Consuma al menos 2 gramos de carbohidratos y nada más y nada menos que 1 gramo de proteína por cada libra de su peso corporal por día.

- La cafeína ayuda a aumentar el nivel de testosterona, pero limita el consumo de 200 miligramos de cafeína, aproximadamente 2 tazas de café al día. Más que eso matará su hombría.

- Aproximadamente 0.5 gramos por kilogramo de alcohol o 10% de peso por volumen, realmente aumentan levemente la testosterona. Una dosis más alta puede sabotear su testosterona.

- Un gramo por kilogramo de alcohol, aproximadamente 1/2 vaso de vodka para la mayoría de los hombres, tomados después del entrenamiento, aumenta la hormona masculina en un 100 por ciento. Sin embargo, no haga ningún ejercicio con resaca.

- Evite los productos con xenoestrógenos como, por ejemplo, recipientes de plástico, gasolina, pesticidas y productos que contienen bisfenol A (BPA), como el plástico que se usa en las botellas de agua y productos recubiertos con resinas epoxi, como latas de bebidas y alimentos.

- Elija alimentos y productos orgánicos.

- El mejor entrenamiento para aumentar sus niveles de testosterona son las pesas y el entrenamiento de intervalos de alta intensidad (HIIT)

- El sobreentrenamiento mata a su hormona ya que no le da a su cuerpo la oportunidad de recuperarse y regular el nivel de cortisol secretado durante un entrenamiento. Darle a su cuerpo suficiente tiempo para descansar es vital.

- El sexo aumenta la hormona masculina en un 72 por ciento, mientras que la masturbación solo aumenta la cantidad en un 11 por ciento. Además, un nivel más alto de testosterona también hace que quiera tener más relaciones sexuales, lo que le lleva a un ciclo positivo.

- Bañarse ayuda a reforzar su hombría. Los testículos rinden mejor cuando están alrededor de 87 a 96 grados Fahrenheit. Las temperaturas más altas afectan negativamente la espermatogénesis, la síntesis de ADN y la producción de testosterona.

- El baño frío mejora la calidad de su sueño, vital en la producción de testosterona ya que el cuerpo produce la hormona masculina que necesita para el día mientras duerme.

- Saber qué poner en su cuerpo también es importante para volverse más viril. La comida y los suplementos correctos optimizarán la capacidad de nuestro cuerpo de producir testosterona.

Palabras finales

¡Gracias nuevamente por comprar este libro!

Realmente espero que este libro pueda ayudarle.

El siguiente paso es que se una a nuestro boletín informativo por correo electrónico para recibir actualizaciones sobre cualquier próximo lanzamiento o promoción de un nuevo libro.

¡Usted puede registrarse de forma gratuita y, como beneficio adicional, también recibirá nuestro libro "Errores de salud y de fitness que no sabe que está cometiendo", completamente gratis."! Este libro analiza muchos de los errores de entrenamiento físico más comunes y desmitifica muchas de las complejidades y la ciencia de ponerse en forma. ¡Tener todo este conocimiento y ciencia de la actividad física organizados en un libro paso a paso lo ayudará a comenzar en la dirección correcta en su viaje de entrenamiento!Para unirse a nuestro boletín gratuito por correo electrónico y tomar su libro gratis, visite el enlace y regístrese: www.hmwpublishing.com/gift

Finalmente, si usted ha disfrutado este libro, me gustaría pedirle un favor. ¿Sería tan amable de dejar una reseña para este libro? ¡Podría ser muy apreciado!

¡Gracias y mucha suerte!

SOBRE EL CO-AUTOR

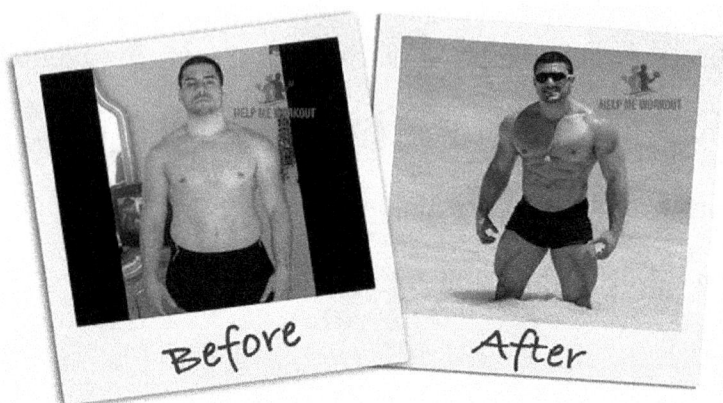

Before After

Mi nombre es George Kaplo; Soy un entrenador personal certificado de Montreal, Canadá. Comenzaré diciendo que no soy el hombre más grande que conocerá y este nunca ha sido mi objetivo. De hecho, comencé a entrenar para superar mi mayor inseguridad cuando era más joven, que era mi autoconfianza. Esto se debió a mi altura que medía sólo 5 pies y 5 pulgadas (168 cm), me empujó hacia abajo para intentar cualquier cosa que siempre quise lograr en la vida. Puede que usted esté pasando por algunos desafíos en este momento, o simplemente puede querer ponerse en forma, y ciertamente puedo relacionarme.

Después de mucho trabajo, estudios e innumerables pruebas y errores, algunas personas comenzaron a notar cómo me estaba poniendo más en forma y cómo comenzaba a interesarme mucho por el tema. Esto hizo que muchos amigos y caras nuevas vinieran a verme y me pidieran consejos de entrenamiento. Al principio, parecía extraño cuando la gente me pedía que los ayudara a ponerse en forma. Pero lo que me mantuvo en marcha fue cuando comenzaron a ver cambios en su propio cuerpo y me dijeron que era la primera vez que veían resultados reales. A partir de ahí, más personas siguieron viniendo a mí, y me hizo darme cuenta después de tanto leer y estudiar en este campo que me ayudó pero también me permitió ayudar a otros. Ahora soy un entrenador personal certificado y he entrenado a muchos clientes que han logrado conseguir resultados sorprendentes.

Hoy, mi hermano Alex Kaplo (también Entrenador Personal Certificado) y yo somos dueños y operadores de esta empresa editorial, donde traemos autores apasionados y expertos para escribir sobre temas de salud y ejercicio. También tenemos un sitio web de ejercicios en línea llamado "HelpMeWorkout.com" y me gustaría conectarme con usted invitándolo a visitar el sitio web en la página siguiente y registrarse en nuestro boletín electrónico (incluso obtendrá un libro gratis). Por último, si usted está en la posición en la que estuve una vez y quiere orientación, no lo dude y pregúnteme ... ¡Estaré allí para ayudarle!

Su amigo y entrenador,

George Kaplo

Entrenador Personal Certificado

Consigua otro libro gratis

Quiero agradecerle por comprar este libro y ofrecerle otro libro (largo y valioso como este libro), "Errores de salud y de fitness que no sabe que está cometiendo", completamente gratis.

Visite el siguiente enlace para registrarse y recibirlo: www.hmwpublishing.com/gift

En este libro, voy a desglosar los errores más comunes de salud y de fitness, que probablemente esté cometiendo en este momento, y le revelaré cómo puede llegar fácilmente a la mejor forma de su vida.

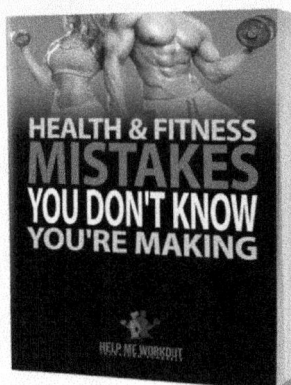

Además de este valioso regalo, también tendrá la oportunidad de obtener nuestros nuevos libros de forma gratuita, participar en sorteos y recibir otros correos electrónicos de mi parte. De nuevo, visite el enlace para registrarse: www.hmwpublishing.com/gift

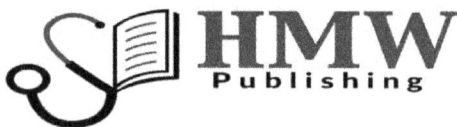

Para más libros visite:

HMWPublishing.com